Dr Félix BEAUMEL

Des Altérations des Voies Lacrymales

consécutives aux

Déformations nasales hérédo-syphilitiques

LYON
Imp. NOIRCLERC et FÉNÉTRIER
3, Rue Stella, 3

1922

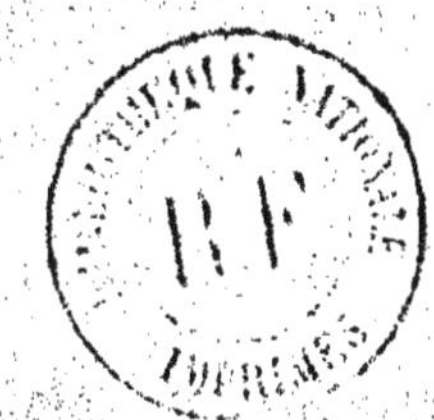

DES ALTÉRATIONS DES VOIES LACRYMALES

consécutives aux

Déformations nasales hérédo-syphilitiques

Dr Félix BEAUMEL

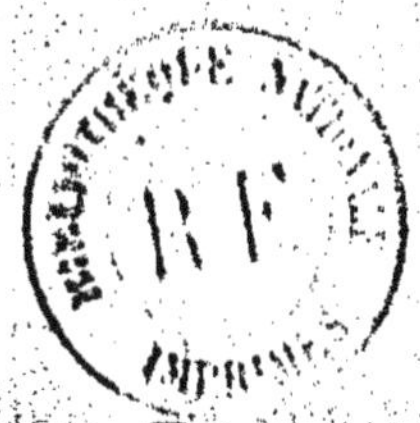

DES ALTÉRATIONS DES VOIES LACRYMALES

consécutives aux

Déformations nasales hérédo-syphilitiques

LYON
Imp. NOIRCLERC et FÉNÉTRIER
3, Rue Stella, 3

1922

A LA MÉMOIRE VÉNÉRÉE DE MA MÈRE

Certains êtres passent dans la vie comme une bénédiction, aucune ombre ne peut s'attacher à leur souvenir, et la plus grande des souffrances venue par eux arrive à se transfigurer. Alors, dans cette grande détresse du cœur qui est la nôtre, la lumineuse image de la Mère demeure.

A MON PÈRE

Je dédie ce modeste travail. Bien faible hommage de ma profonde affection et de mon infinie reconnaissance.

A MA SŒUR

Témoignage d'inaltérable tendresse.

A TOUTE MA FAMILLE

A MON TRÈS CHER AMI

JEAN-LOUIS CONSTANTIN

Ingénieur E. C. L.

En souvenir de nos années d'étude.

A MON PRÉSIDENT DE THÈSE

MONSIEUR LE PROFESSEUR ETIENNE ROLLET

Professeur de Clinique ophtalmologique
à la Faculté de Médecine de Lyon
Officier de la Légion d'honneur

Il a bien voulu nous inspirer ce travail, il nous a aidé de sa haute compétence et de ses excellents conseils, il nous a fait le très grand honneur de présider notre thèse. C'est une double obligation de pouvoir lui exprimer ici toute notre gratitude et notre profonde admiration.

A MES JUGES

Introduction

Au cours d'une des consultations de M. le Professeur Rollet à la Clinique ophtalmologique, un petit malade de 12 ans se présentait porteur d'une dacryocystite bilatérale. Banale en soit, l'affection avait cependant un intérêt étiologique particulier dû à la coexistence d'une série de stigmates révélateurs d'une tare congénitale : la syphilis héréditaire ; et parmi ceux-ci, un des plus apparents était constitué par l'écrasement complet du nez à sa racine, l'élargissement considérable de sa base, la disparition presque totale de l'organe.

Existait-il une relation de cause à effet ? La dacryocystite observée était-elle due simplement à un état inflammatoire banal ou au contraire la spécificité intervenait-elle indirectement pour troubler le fonctionnement physiologique de l'appareil excréteur des larmes ?

Sous la bienveillante direction de notre maître, M. le Professeur Rollet, nous avons entrepris de répondre à la question, notre modeste travail n'ajoutera guère aux études très approfondies qui depuis longtemps déjà ont été faites sur les manifestations multiples de la syphilis héréditaire, nous signalerons simplement une affection consécutive aux lésions nasales, aux difformités qui leur font suite, apanage de plus au triste privilège d'un si lourd héritage.

Avant d'entrer dans l'exposé de notre sujet, qu'il nous soit permis d'adresser à Monsieur le Professeur Rollet le respectueux hommage de notre bien vive reconnaissance. Auprès de ce maître éminent, où notre inexpérience, nos hésitations nous ramenaient souvent, nous avons toujours trouvé un excellent accueil, ses savantes leçons, ses conseils éclairés nous ont été d'un précieux secours dans l'élaboration du travail que nous présentons aujourd'hui.

On a beaucoup insisté jadis sur la participation directe de la syphilis acquise dans les affections de l'appareil excréteur des larmes. A côté du chancre induré des paupières, du chancre de la conjonctive qui, dans une certaine mesure, suivant leur localisation, pouvaient apporter un obstacle au cours des larmes, on a cité des inflammations de la muqueuse du conduit lacrymo-nasal à la période secondaire, on a surtout décrit les exostoses de la période tertiaire, les gommes du sac ont été également mentionnées comme pouvant être le point de départ de dacryocystites.

L'existence de pareilles lésions ne saurait être mise en doute, mais les cas de ce genre sont relativement restreints. En effet, de nombreux lacrymaux ont passé à la Clinique ophtalmologique, et M. le Professeur Rollet, qui a l'attention attirée sur ce sujet, n'a pas trouvé d'observations de syphilis secondaires lacrymales, ni de gommes du sac.

Il nous a paru, au contraire, que les voies lacrymales, à la suite des lésions ulcéreuses et nécrosantes de la charpente nasale amenant une destruction du canal osseux creusé dans sa paroi, étaient plus fréquemment atteints dans la syphilis héréditaire que dans la syphilis acquise.

Et cela se conçoit facilement en songeant qu'il est rare qu'une syphilis acquise évolue vers le tertiarisme sans avoir été l'objet d'un traitement spécifique, tandis que les lésions de l'hérédo-syphilis, par leur développement insidieux, leur existence le plus souvent insoupçonnée, ne sont pas entravées dans leur marche par une thérapeutique modificatrice.

Dans cette étude, nous envisagerons les conséquences indirectes des lésions de la syphilis héréditaire sur l'appareil d'excrétion des larmes, sur les obstructions canaliculaires osseuses, et les inflammations consécutives.

On sait que dans l'économie tout réservoir dont le liquide ne se vide pas s'infecte facilement, c'est ce qui se produit ici, le canal lacrymal osseux oblitéré, le sac s'infecte, d'où catarrhe et blennorrhée, phlegmon et fistule n'ayant par eux-mêmes rien de particulier ; la syphilis crée l'obstruction, les diverses complications ne relèvent que de l'imperméabilité du canal nasal.

Nous nous proposons dans un premier chapitre de passer en revue les diverses contributions apportées à l'étude des affections des voies lacrymales dans les différentes périodes de la syphilis acquise en insistant particulièrement sur celles qui correspondent à la période tertiaire, car les accidents de l'hérédo-syphilis tardive sont en somme de même modalité.

Il nous paraît utile, ensuite, de rappeler certaines considérations anatomiques concernant la région nasale ; nous consacrerons à ce bref exposé notre deuxième chapitre.

Dans le chapitre III, nous étudierons les diverses lésions que présente cette même région dans l'hérédo-syphilis ;

nous verrons comment à leur suite se constitue la dacryocystite.

Le chapitre IV sera consacré aux éléments du diagnostic, à la symptomatologie des affections des voies lacrymales, au pronostic qu'elles comportent.

Enfin, nous terminerons dans le chapitre V, en indiquant leur traitement.

CHAPITRE PREMIER

Syphilis et Voies lacrimales

Les lésions de l'appareil lacrymal au cours de la syphilis acquise sont principalement localisées aux voies d'excrétion des larmes. Les altérations des glandes lacrymales, la dacryoadénite de la période secondaire ou secundo-tertiaire est rare, peu de cas ont été observés ; d'ailleurs, cette dacryoadénite, avec son allure chronique, sans phénomènes réactionnels de voisinage, sans douleurs vives, ne diffère pas essentiellement de celle de nature tuberculeuse, et seuls les commémoratifs, les concomitances pathologiques peuvent aider au diagnostic étiologique.

Altérations des Voies lacrymales dues aux accidents primitifs

Peu nombreuses également, elles reconnaissent pour cause l'existence du chancre induré sur un point quelconque des conduits excréteurs ou dans leur voisinage immédiat.

On a ainsi noté les paupières comme pouvant être le siège de chancres syphilitiques, mais le chancre induré des paupières est relativement rare. Terson en observe 9 cas en quinze ans. Fournier, dans sa statistique concernant 849 cas de chancres syphilitiques céphaliques, mentionne 21 cas seulement, soit une proportion de 1/40 de chancres oculaires palpébraux. Cauvin relate un accident de ce genre chez un enfant de 10 mois. Dans une observation de De Lapersonne, la persistance de l'induration entraîna l'oblitération des points lacrymaux avec larmoiement consécutif.

Le chancre siège rarement sur la face cutanée de la paupière, il occupe de préférence le bord ciliaire, près de la commissure interne, mais sa localisation sur les points lacrymaux, car c'est la condition qu'il doit remplir pour mettre au cours des larmes un obstacle qu'il importe de ne pas négliger, est exceptionnelle.

Dans le chancre syphilitique du nez, en particulier dans sa localisation au cornet inférieur, on a pu voir également des troubles survenir dans l'excrétion des larmes, l'observation rapportée par Guichard en est un exemple. Il s'agissait d'un malade entré à l'hôpital pour « dacryocystite de l'œil droit et obstruction de la fosse nasale, du côté correspondant ». Son affection avait débuté huit mois auparavant pas de vagues douleurs dans la fosse nasale. L'examen pratiqué à cette époque fit reconnaître « un chancre de la partie antérieure du cornet inférieur du côté droit ». Le traitement mercuriel fit rapidement disparaître cet accident, mais au bout de cinq à six semaines survint de l'épiphora à droite, gêné par son affection, le malade entra à l'hôpital pour une intervention. L'examen du nez montrait à droite une synéchie étendue du cornet inférieur avec la cloison ; le cathétérisme du canal lacrymo-nasal était arrêté à la partie inférieure de ce canal.

De pareils accidents constituent une rareté.

Altérations des voies lacrymales pendant la période secondaire

Quelques observateurs ont depuis longtemps déjà cité la syphilis comme pouvant donner lieu dans la période secondaire à des inflammations du côté de la muqueuse des voies lacrymales. C'est bien à des cas de ce genre que Gelowski semblait faire allusion : « Les manifestations syphilitiques, dit-il, atteindront primitivement les muqueuses et détermineront une véritable dacryocystite syphilitique se traduisant par des ulcérations, des brides cicatricielles et parfois par l'apparition d'une tumeur lacrymale. »

Lancereaux émettait la même opinion quand il disait : « Les affections qui résultent d'une modification de la membrane muqueuse du sac ou des conduits lacrymaux apparaissent d'ordinaire dans la période exanthématique de la maladie, en même temps que l'érythème des muqueuses nasales et oculaires. »

Il existe aussi un autre mode d'altérations des voies lacrymales causées par les accidents secondaires, qui diffère du précédent en ce sens que ces altérations ne sont que consécutives à d'autres lésions, siégeant sur des muqueuses voisines d'où elles se propagent au conduit lacrymo-nasal. C'est ainsi que Galezowski a publié l'observation d'une malade atteinte de plaques muqueuses des paupières et chez laquelle les deux conduits lacrymaux étaient obstrués.

Fournier rapporte des cas dans lesquels des syphilides muqueuses développées au niveau du grand angle de l'œil ont dévié, rétréci et même obstrué les points lacrymaux.

Que l'inflammation spécifique ait atteint primitivement la muqueuse du conduit lacrymo-nasal ou qu'elle y ait abouti par propagation, elle se comporte de même que sur les autres muqueuses.

Altérations des Voies lacrymales pendant la période tertiaire

Nombreux sont les auteurs qui ont signalé les modifications que subissent les canaux des larmes sous l'influence de la syphilis à sa période tertiaire. Boerhave, en 1749, parlant des tumeurs qui peuvent se montrer sur l'apophyse montante du maxillaire supérieur et comprimer le sac lacrymal à la façon d'un polype, s'exprime ainsi : « La même maladie arrive dans la vérole, savoir l'exostose de cet os qui provoque la compression. »

Janin, en 1771, relate l'observation d'une femme « qui, à la suie d'une maladie vénérienne, eut une exostose de l'apophyse du coronal, d'où résultat un flux de larmes habituel. La tumeur osseuse comprimait si fort le sac lacrymal que les points lacrymaux ne pouvaient plus transmettre dans leur réservoir le liquide qu'ils pompaient ».

Aux auteurs déjà cités, il convient d'ajouter Fabre, Hunter, Benjamin Bell, Chélius, Swiédaur, Venzeel, Ricord et surtout Tavignot, Lagneau fils, qui ne se contentèrent pas de signaler les exostoses syphilitiques, mais s'attachèrent à en préciser le diagnostic et à démontrer que seul le traitement antisyphilitique est efficace à l'exclusion de toute intervention opératoire.

La variété la plus fréquente des lésions syphilitiques de

la période tertiaire ayant pour résultat une modification dans le fonctionnement des conduits lacrymaux est représentée par les lésions des os et du périoste, sans doute les gommes développées dans la paroi du sac, par leurs ulcérations, les brides cicatricielles qu'elles peuvent laisser après sont capables d'altérer, de troubler le fonctionnement physiologique des conduits, mais on les observe fort rarement ; les lésions osseuses, elles, n'altèrent pas directement les voies lacrymales membraneuses, ce n'est que consécutivement et par des phénomènes de compression.

Tous les points du squelette des voies lacrymales peuvent donner lieu au développement de semblables lésions : apophyse montant du maxillaire supérieur, unguis, apophyse du frontal, mais la marche n'est pas la même lorsque l'exostose ou la périostose siège au niveau du sac lacrymal ou sur le parcours du canal nasal. Au niveau du sac lacrymal, la tumeur en se développant présente un relief de plus en plus accentué et tend à proéminer au dehors, la paroi postérieure du sac est refoulée extérieurement, la capacité de celui-ci diminue et finit même par disparaître la pression s'exerçant toujours ; à ce moment, les parois du sac sont accolées et le passage des larmes est dès lors complètement interrompu.

Lorsque la tumeur osseuse siège sur un point du canal nasal, le gonflement tend à diminuer la lumière du conduit et plus tard à l'effacer complètement, l'impossibilité aux larmes de s'écouler est alors absolue, la dacryocystite est constituée.

Ainsi, il semble bien que la syphilis acquise soit apte

à provoquer dans toutes les périodes des lésions du côté des voies lacrymales, lésions amenant soit le rétrécissement, soit l'oblitération complète du conduit lacrymo-nasal. Dans les manifestations primaire et secondaire, les lésions sont généralement bénignes et rares ; au contraire, la syphilis tertiaire avec ses exostoses ou ses nécroses osseuses entraîne des déformations susceptibles d'amener des troubles plus ou moins marqués dans le fonctionnement de l'organe atteint. Mais ces lésions osseuses, nous les retrouvons plus accentuées encore dans la syphilis héréditaire.

La syphilis ne se manifeste pas seulement chez ceux qui l'ont contractée, elle provoque souvent des accidents chez leurs descendants immédiats et prolonge parfois ses effets jusqu'à la troisième génération. Dans la syphilis héréditaire précoce (rarement) et dans la syphilis héréditaire (très fréquemment), on rencontre des lésions presque toujours ulcéreuses détruisant la cloison et les os propres du nez qui s'effondre et présente à des degrés divers de la mutilation pouvant être véritablement térébrante ; il se produit un véritable phagédénisme amenant le plus souvent la destruction complète ou partielle de l'organe. Le conduit nasal osseux solidaire de la charpente nasale dans l'extérieur de laquelle il s'est creusé participe à ces délabrements ; son intégrité fonctionnelle est compromise et il est fréquent d'observer, suivant le degré des lésions, des affections de l'appareil excréteur des larmes allant du larmoiement simple à l'ectasie, au phlegmon du sac lacrymal.

CHAPITRE II

Considérations anatomiques sur la charpente nasale et le canal nasal

Avant d'aborder l'étude des lésions qui frappent le squelette naso-lacrymal dans la syphilis héréditaire tardive, nous donnerons un bref aperçu général sur la disposition des pièces osseuses constituant la charpente du nez, un exposé rapide du canal nasal nous fixera sur sa conformation, sur les rapports qu'il présente.

Sans avoir la prétention d'ajouter quelque chose aux études très complètes qui ont été faites sur cette région, il nous paraît utile de présenter le terrain sur lequel vont évoluer les lésions qui nous intéressent.

I. La Charpente nasale

Elle est formée à la fois par des os, des cartilages et une membrane fibreuse, ces formations ostéo-fibro-cartilagineuses donnent au nez sa solidité et surtout sa forme.

A. — Le Squelette osseux

Constitué d'abord par les os propres du nez. De forme rectangulaire, situés de chaque côté de la ligne médiane, ils remplissent l'espace compris entre le frontal et les apophyses montants du maxillaire supérieur, adossés l'un à l'autre ils forment une sorte de voûte qui s'appuie en arrière sur l'épine frontale, sur la branche montante, sur la lame perpendiculaire de l'ethmoïde.

Par les apophyses montants du maxillaire supérieur dirigées verticalement, unies en haut avec l'apophyse orbitaire interne du frontal, en avant avec les os nasaux, en arrière avec l'unguis.

Tout en bas par l'apophyse palatine qui, par son bord antérieur, forme la partie la plus reculée de l'orifice antérieur des fosses nasales.

B. — Les Cartilages

Il existe trois cartilages principaux auxquels s'ajoutent des cartilages accessoires très variables de formes et de dimensions.

a) Le cartilage de la cloison impaire et médian, sorte de pilier soutenant la partie antérieure du nez, par son bord inférieur il repose dans la gouttière du vomer, en arrière il s'articule avec le bord antérieur de la lame perpendiculaire de l'ethmoïde, par son bord antérieur il prend part à la formation de la sous-cloison.

b) Les cartilages latéraux, au nombre de deux, l'un droit, l'autre gauche, de forme triangulaire, s'unissent au rebord osseux de l'orifice antérieur des fosses nasales.

c) Les cartilages de l'aile du nez, également au nombre de deux, en forme de fer à cheval à convexité dirigée en avant, ils contribuent à former le lobule du nez.

Le Canal nasal

Il fait suite au sac lacrymal qu'il prolonge, sans ligne de démarcation et vient s'ouvrir par son extrémité inférieure dans le cornet inférieur. Creusé dans l'épaisseur de la paroi externe des fosses nasales, il est constitué par l'unguis, le maxillaire supérieur, le cornet inférieur.

Sa longueur varie de 12 à 16 m/m et dépend de la position plus ou moins élevée du cornet inférieur. Sa direction continue d'abord celle du sac lacrymal, puis le canal s'infléchissant légèrement sur lui-même, il se porte en bas, en arrière et un peu en dedans (Testut).

Sa forme est représentée par un cylindre latéralement aplati. Son diamètre antéro-postérieur mesure en moyenne 3 m/m. Son diamètre transverse, 2 m/m 5, peut, dans certains cas, s'effacer entièrement par suite de la turgescence du tissu caverneux qui entoure le canal membraneux particulièrement autour de son orifice inférieur.

Le canal nasal solidement uni au périoste du canal osseux par une couche de tissu conjonctif dense répond en dedans à la partie antérieure du méat moyen et en dehors au sinus maxillaire.

Il débouche dans le méat inférieur d'une façon différente suivant les sujets, par un orifice arrondi ou ovalaire, souvent difficile à découvrir.

CHAPITRE III

Les Lésions nasales dans l'Hérédo-syphilis

« L'influence de la syphilis ne se restreint pas aux premiers mois, ni aux premières années de la vie. Nombre d'affections qui, il n'y a pas longtemps encore, avaient été portées au compte de la scrofule, du rachitisme, de la syphilis acquise en raison de leur développement chez les adolescents et les adultes, doivent être attribuées à la syphilis héréditaire. Les recherches d'Hutchinson, de Horand, de Jackson, d'Augagneur, les travaux des professeurs Fournier et Lannelongue, d'Edmond Fournier, des professeurs Hutinel et Marfan ont fait à l'hérédo-syphilis tardive la part qui lui revient. » (P. Fernet.)

C'est précisément dans les symptômes traduisant l'hérédo-syphilis tardive que nous allons trouver les altérations causales des affections de l'appareil excréteur des larmes. Parmi elles, les unes sont consécutives à des lésions actives, virulentes, ayant déterminé après leur cicatrisation des déformations définitives (nez en selle, nez en lorgnette) ; les autres, sans être strictement syphilitiques, laissent à leur suite des stigmates dystrophiques consistant en troubles de la nutrition de développement, intéressant l'ensemble de l'organisme ou localisées en des points particuliers (nez camard, nez en pied de marmite).

Les manifestations actives de la syphilis héréditaire tardive sont des accidents de modalité tertiaire, elles peuvent atteindre diverses régions ou organes, cependant elles se fixent avec prédilection sur certains points. Le nez est un des organes qu'elle affectionne le plus particulièrement ; souvent même elle s'y cantonne et l'envahit seul sans qu'aucune cause appréciable puisse nous expliquer cette triste préférence (Bernoud). « La vérole aime les fosses nasales », a dit Fournier. Suivant le même auteur, les lésions nasales constitueraient 13 % des manifestations de l'hérédo-syphilis tardive. On a guère ajouté aux magistrales descriptions de ces lésions faites dans les leçons du professeur Fournier. Aussi aurons-nous souvent à le citer dans le cours de notre exposé.

Les lésions nasales de la syphilis héréditaire se localisent soit sur la partie apparente du nez, soit à l'intérieur des fosses nasales.

A. — Lésions exo-nasales

Elles se montrent sur les narines, la muqueuse des ailes du nez et de la cloison sous la modalité tuberculeuse ou tuberculo-ulcéreuse, très souvent difficiles à différencier du lupus du nez, car il est fréquent de constater des lésions hybrides de nature scrofulo-tuberculeuse se développant chez un hérédo-syphilitique. Ces lésions cutanées peuvent même se compliquer d'engorgements ganglionnaires siégeant dans la région sous-maxillaire et les parties latérales du cou. Dans certaines formes ulcérocroûteuses, les lésions sont souvent confondues avec des eczémas et des impétigos strumeux.

Elles sont, nous dit Fournier, « constituées par de petits soulèvements muqueux, tubériformes, quelquefois nodulaires ou irréguliers, formant des plateaux papuleux ». Leur évolution suit la marche habituelle des syphilides tuberculeuses de la peau et aboutissent à des conséquences identiques, elles créent des ulcérations, des entamures profondes des tissus. mettent à nu les parois osseuses ou cartilagineuses et aboutissent à des pertes de substances qui, dans le cas particulier, peuvent porter sur la cloison médiane du nez et créer des orifices de communication entre les deux fosses nasales.

Ailleurs la destruction peut porter sur l'aile du nez qu'elle entame de dedans en dehors ; d'autres fois, c'est la sous-cloison qui est minée, partiellement détruite, alors les deux narines s'accolent, se fusionnent en une seule ouverture, en même temps ce qui reste de la pointe du nez figure une languette recourbée et crochue ; le nez présente alors une déformation spéciale connue sous le nom de « bec de perroquet ».

Cette première variété de lésions nasales ne saurait figurer dans l'étiologie des affections lacrymales que nous étudions ici ; en effet, sa localisation bien limitée sur les narines et les ailes du nez n'intéresse pas le conduit lacrymo-nasal, mais il n'en est pas de même pour les lésions se développant à l'intérieur des fosses nasales. Celles-ci aboutissent à des déformations, à des destructions considérables de toute la charpente nasale, créant deux difformités bien connues, « le nez en selle » et « le nez en lorgnette » (Fournier).

B. — Lésions endo-nasales

Ces lésions à développement insidieux ont une première période presque toujours inconnue, ne se traduisant guère que par les symptômes suivants : un coryza de forme sourde, indolore, chronique, un catarrhe plus ou moins intense amenant une obstruction nasale d'abord unilatérale, puis bilatérale ; extrêmement pénible, elle oblige le petit malade à respirer par la bouche. Puis les sécrétions sont de plus en plus abondantes, sanieuses au début elles deviennent purulentes et parfois striées de sang ; le malade se met à répandre autour de lui une mauvaise odeur, légère d'abord elle devient bientôt plus intense, plus fétide, nauséeuse lorsqu'il se forme des croûtes et des séquestres osseux ; il se produit une nécrose et un sphacèle osseux va se détacher des parties vivantes et s'éliminer.

Ces séquestres se forment aux dépens de tous les os du squelette nasal : cornets, vomer, ethmoïde ; moins souvent la lésion intéresse les os propres du nez ou l'apophyse montante du maxillaire supérieur.

L'évolution de la nécrose se poursuit par des suppurations éliminatrices s'établissant autour des parties frappées de mort, l'ozène persiste pendant toute cette période qui dure parfois longtemps avec comme aboutissant final des destructions plus ou moins étendues du squelette nasal. Si l'os intéressé est un os qui sert de charpente, de pilier aux parties molles extérieures, ce pilier venant à faire défaut il arrivera aux parties molles qu'il soutient ce qu'il arrive à « un toit dont la charpente se dérobe » : ce toit s'affaisse. C'est ainsi que se produisent des déformations nasales plus ou moins marquées, deux sont particulièrement significatives, ce sont « le nez en selle » et « le nez en lorgnette ».

Le Nez en selle ou Effondrement basal.

Cette variété de déformation est produite par l'effondrement de la base du nez, lorsque les os propres du nez frappés de nécrose parviennent à s'éliminer, avec eux la charpente du nez disparaît à ce niveau, privées de support les parties molles s'affaissent, s'effondrent littéralement, il se produit un véritable affaissement de la racine du nez immédiatement au-dessous de l'épine du frontal, se traduisant par un méplat, une excavation, une ensellure à convexité postérieure « comme si le nez avait été écrasé à sa base d'un coup de marteau ». En s'enfonçant dans le vide qui s'est fait sous eux, les téguments tiraillent et entraînent le segment inférieur du nez ; la pointe du nez se relève, se retrousse, les narines passent de leur direction habituelle à une direction légèrement oblique en avant et en haut. Dans quelques cas plus avancés où les cartilages latéraux du nez ont été détruits en même temps que les os propres, la difformité précédente s'accentue encore, le dos du nez s'affaisse dans presque toute son étendue, depuis l'épine frontale jusqu'au lobule, et se trouve remplacé par un méplat, la saillie nasale n'étant plus constituée que par le lobule fortement retroussé.

Le Nez en lorgnette ou Effondrement médian

Cette seconde variété est réalisée par l'affaissement et le recul de la portion inférieure du nez. Les deux cartilages latéraux constituant le dos du nez sont soutenus par le cartilage de la cloison qui leur sert de pilier. Si ce cartilage vient à être détruit, la voûte cartilagineuse du nez s'affaisse, s'effondre, et le segment inférieur du nez par rétraction du tissu conjonctif unissant la portion cartilagineuse et la portion membraneuse du nez aux os propres se trouve reporté en arrière, subissant un véritable mouvement de recul. Le profil du nez figure une ligne brisée dont l'angle de retrait se trouve situé exactement au-dessous des os propres. Un bourrelet cutané plus ou moins saillant dessine la ligne suivant laquelle s'est produite cette invagination du segment nasal inférieur dans le supérieur. C'est le « nez aspiré » d'Ollier.

Ainsi : écrasement de la base du nez ou affaissement de la portion inférieure, telles sont les déformations auxquelles aboutissent les lésions endo-nasales de l'hérédo-syphilis. Dans leurs relations avec l'appareil excréteur des larmes, ces déformations présentent un intérêt très inégal. Tandis que la destruction du pilier médian, du cartilage de la cloison, réalisant le nez en selle est à peu près indifférente à la structure osseuse du canal nasal, la disparition des os propres du nez, la nécrose des branches montantes des maxillaires supérieurs, la carie de l'unguis amenant l'affaissement de la base du nez, vont retentir fâcheusement sur la perméabilité du conduit lacrymal osseux. Selon le degré des lésions, nous observerons une atrésie relative ou absolue ; dans les cas très avancés tel celui de notre petit malade : toute trace de canal osseux a disparu et le cathétérisme est impossible.

Les lésions de l'hérédo-syphilis interviennent ici comme un facteur purement mécanique réalisant un effacement de la lumière du conduit lacrymo-nasal. En lui-même le rétrécissement syphilitique n'a aucun caractère différentiel, il agit simplement comme un obstable troublant le fonctionnement physiologique des canaux excréteurs, entravant l'évacuation des larmes, prédisposant ainsi le sac lacrymal et son contenu à l'infection. Les larmes seront arrêtées, elles s'accumuleront dans le sac lacrymal, celui-ci se laissera distendre, et l'infection aboutissant à la blennorrhée et au phlegmon lacrymal se constituera peu à peu.

L'infection vient surtout de la conjonctive, c'est là son point de départ. La flore bactérienne des culs-de-sac conjonctivaux, conduite par les larmes, envahit les voies lacrymales distendues par l'oblitération. L'examen du liquide muco-purulent montre souvent du pneumocoque, mais, comme dans la dacryocystite observée chez l'adulte, les germes infectieux sont multiples.

Nous ne parlerons pas ici de la dacryocystite par atrésie congénitale du canal naso-lacrymal ou dacryocystite et conjonctivite lacrymale des nouveau-nés, affection qui n'a rien de spécifique. La dacryocystite dans l'hérédo-syphilis est rarement congénitale, elle survient au cours de la première enfance, parfois plus tardivement, se comportant à ce point de vue à peu près comme la kératite interstitielle, d'autre part elle est secondaire, c'est-à-dire que sans avoir le spirochète comme étiologie directe ou immédiate, elle n'en relève pas moins de la tare spécifique congénitale. C'est elle, en effet, qui, par les malformations nasales et naso-lacrymales, prédispose l'appareil excréteur des larmes aux obstructions relatives ou absolues, aux affections catarrhales de la muqueuse et aux infections secondaires.

La pathologie naso-lacrymale dans la vérole, strictement syphilitique dans la syphilis acquise (ostéo-périostite et lésions gommeuses du système excréteur des larmes) serait para-syphilitique dans la syphilis héréditaire, notamment pour les dacryocystites plus ou moins tardives.

CHAPITRE IV

Diagnostic — Symptomatologie Complications

I. Diagnostic

Le diagnostic se fera sans aucune difficulté quant à l'existence d'une affection des voies lacrymales, la constatation d'une quantité anormale de larmes, d'une tumeur fluctuante située vers l'angle interne de l'orbite faisant refluer par pression au niveau de la crête de l'unguis du pus ou du muco-pus dans l'œil, établira l'existence d'une dacryocystite. Le rétrécissement ou l'obstruction canaliculaire seront reconnus par le cathétérisme. Le diagnostic causal présentera plus de difficultés. Chez un enfant présentant une sécrétion du sac lacrymal, il faut songer à l'éventualité d'une tuberculose du canal lacrymo-nasal ou du voisinage du sac. Cette tuberculose n'est pas rare dans l'enfance. Ce qui caractérise le début de cette affection, c'est l'existence d'une tuméfaction légère un peu pâteuse, bien qu'on puisse envoyer le liquide dans le nez avec la seringue ; en effet, d'une part, les granulations tuberculeuses remplissent le sac et provoquent de l'épiphora, mais d'autre part, elles sont molles et perméables à une irrigation faite sous pression. Le diagnostic d'hérédo-syphilis tardive peut s'imposer lorsqu'il existe des lésions actives caractéristiques ou des stigmates révélateurs permettant de rapporter les manifestations morbides à la syphilis, il peut présenter de plus grandes difficultés s'il existe des lésions atypiques. Alors que chez certains sujets, les stigmates abondent, chez d'autres ils sont beaucoup plus discrets et ne se révèlent que d'une manière un peu fruste. Dans ce cas, il faut pousser l'enquête dans les commémoratifs, étudier chez les ascendants et les collatéraux certaines particularités qui permettent d'affirmer la syphilis.

II. Symptomatologie

La dacryocystite consécutive aux lésions du squelette naso-lacrymal dans la syphilis héréditaire se présente à nous sous différents aspects, suivant le degré d'atrésie du canal lacrymo-nasal. Sans nous étendre sur les symptômes qui ici ne diffèrent pas essentiellement de ceux observés dans la dacryocystite d'ordre inflammatoire chez l'adulte, nous présenterons simplement les diverses formes cliniques en envisageant au cours de leur évolution les complications qu'elles peuvent déterminer, les accidents auxquels elles exposent.

Formes cliniques

I. *Larmoiement simple.* — Episode initial, première révélation d'une affection dont l'étiologie échappe au malade, un certain temps avant l'époque où l'augmentation morbide de la sécrétion muqueuse donnera une quantité variable de mucosités mêlées aux larmes, le premier symptôme que les malades accusent est un simple larmoiement qui les incommode ; la gêne est en général peu marquée, elle ne le devient que lorsque les clignements répétés augmentent l'afflux des larmes. La nuit, pendant le sommeil, l'écoulement cesse complètement.

II. *Ectasie du sac (mucocèle ou empyème).* — C'est l'hydropisie du sac, la varice lacrymale des anciens auteurs. L'impossibilité aux larmes de s'écouler amène la dilatation des parois du sac, elles perdent leur élasticité et le sac finit par se laisser distendre. Il se forme une tumeur dans l'angle interne de l'orbite, dans la région lacrymale. La tumeur mobile sous le doigt peut correspondre à une mucocèle, c'est-à-dire à une poche remplie de mucus et de larmes avec une infection nulle ou atténuée. Mais les choses en restent rarement là. Contrairement à ce que nous voyons dans la dacryocystite par altération du sac ou du canal lacrymo-nasal membraneux, la cause continuant toujours les symptômes s'aggravent, l'infection commence, et nous avons alors des signes physiques et fonctionnels identiques à ceux de la blennorrhée du sac, la virulence de l'infection continuant à s'affirmer et devenant plus grande, il se forme un véritable empyème à marche aiguë ou subaiguë aboutissant au phlegmon lacrymal.

III. *Le phlegmon lacrymal.* — L'infection du sac a franchi les barrières de l'organe, les germes septiques vont pénétrer dans les tissus environnants péri et juxta-lacrymaux, au lieu d'avoir un simple empyème comme précédemment il se produit une inflammation purulente du voisinage du sac, un véritable phlegmon qui outre ses allures inquiétantes, fébriles, douloureuses, pouvant faire penser à une poussée d'érysipèle est assez grave par les désordres ultérieurs qu'il entraîne, le sac se détruit, la peau est très altérée.

IV. *Fistules.* — Celles-ci s'établissent lorsque le sac finit par s'ouvrir à la peau, la plaie qui fait communiquer le sac avec l'extérieur s'épidermise assez souvent et il persiste une fistule définitive, considérée par les vieux auteurs comme une maladie incurable.

Au début, après l'inflammation fistulaire, il y a encore de la rougeur et un écoulement purulent ou muco-purulent, plus tard l'orifice anormal cutané parfois minime ne donne issue qu'à de fines gouttelettes de larmes. Cette fistule ne se produit pas avec le traitement rationnel des dacryocystites par extirpation du sac. Dans certains cas cependant, chez les sujets lymphatiques en particulier, il y a de l'ostéite des parois du sac qui entretient une suppuration prolongée.

III. Complications

En dehors de la formation d'abcès et de fistules, étapes normales de la marche de l'affection et qui en somme constituent de véritables complications, la seule présence de l'empyème avec son contenu septique constitue un danger permanent pour la cornée. Les micro-organismes qui pullulent dans le sac remontent sans cesse vers la conjonctive ; que, dans ces conditions, une ulcération cornéenne se produise et une kératite septique pourra se développer avec toutes ses conséquences : perforation de la cornée, irido-cyclite, panophtalmie.

A côté de ces graves complications, il faut noter les conjonctivites. La conjonctivite peut s'étendre à la conjonctive bulbaire augmentant d'autant la suppuration ; une blépharo-conjonctivite suit, il peut exister une infiltration de la paupière inférieure avec éversion du bord palpébral.

Dans les cas de fistule lacrymale, l'écoulement permanent du pus par la fistule finit par irriter la peau, elle s'excorie, il se produit un eczéma suintant, quelquefois même une véritable infection à distance : adénite sous-maxillaire, auriculaire.

Source de véritables complications, la dacryocystite dans l'hérédo-syphilis nasale doit être traitée.

CHAPITRE V

Traitement

I. Traitement antisyphilitique

Conséquence de lésions destructives et mutilantes, à début souvent ignoré, à évolution nullement entravée par un traitement qui n'a pas été fait, la dacryocystite installée d'une façon définitive par l'obstruction canaliculaire osseuse ne saurait s'améliorer, ou céder par l'emploi d'une thérapeutique générale appropriée.

Cependant pour parer aux accidents qui ultérieurement pourraient se manifester sur d'autres organes, il importe d'instituer le traitement antisyphilitique. Les lésions de la syphilis héréditaire tardive sont des accidents de modalité tertiaire, il faudra donc baser le traitement sur les mêmes règles que celui de la syphilis acquise arrivée à cette période : administration de mercure et d'iodure de potassium ou traitement par les arsenicaux.

Parmi les arsenicaux, l'arséno-benzol, le galyl, le novarséno-benzol pourront être employés ; il faut être prudent et commencer par de faibles doses pour tâter la tolérance des malades. Les premières injections seront de quelques centigrammes, suivant l'âge des enfants, les doses suivantes seront progressivement croissantes sans toutefois dépasser un centigramme à un centigramme et demi par kilogramme de poids. Ces injections intra-veineuses faites au pli du coude, chaque fois qu'il sera possible, seront hebdomadaires.

Le traitement par le mercure et l'iodure guérit aussi, mais avec plus de lenteur, les manifestations du type tertiaire de la syphilis héréditaire. On emploiera le mercure soit sous forme de frictions, soit par la voie buccale, en prescrivant la liqueur de Van Swieten, des pilules de bichlorure ou de protoïodure de mercure chez les adolescents, le sirop de Gibert, le sirop biioduré, si l'on veut employer la médication mixte.

Le mercure surtout, sous forme d'injections intra-veineuses de cyanure de mercure, a des indications intéressantes contre les manifestations oculaires, contre la kératite et la chorio-rétinite. Les arsenicaux seront employés de préférence chez les malades présentant des lésions hybrides scrofulo-syphilitiques.

Le traitement sera continué longtemps, pendant toute la croissance.

II. Traitement chirurgical. Extirpation du sac

La pathogénie que nous avons donnée de la dacryocystite dans l'hérédo-syphilis nasale ne nous laisse guère d'espoir sur sa curabilité par un traitement médical local, lavages, collyres, etc., ne donneront que des insuccès. Tout cathétérisme est absolument impossible, il faut pratiquer une intervention ayant pour but de supprimer les voies naturelles d'excrétion des larmes (Rollet) : l'extirpation du sac. Pratiquée aseptiquement, selon la technique décrite par M. le Professeur Rollet dans ses nombreux travaux, l'extirpation du sac donne une réunion immédiate de la peau et le plus souvent des guérisons parfaites et définitives. Les anciennes méthodes de destruction au cautère, ou par des caustiques chimiques, sont pénibles et douloureuses et laissent des cicatrices apparentes.

EXTIRPATION DU SAC

Nous passerons rapidement sur la technique opératoire de l'extirpation du sac, si bien étudiée par M. le Professeur Rollet et décrite dans la thèse de Gabrielidès,

Après anesthésie régionale à la novocaïne, la peau est incisée sur une longueur de 12 à 16 m/m en contournant le sillon cutané orbito-palpébral ; l'aponévrose pré-oculaire est également sectionnée, et l'on découvre ainsi l'espace celluleux pré-lacrymal. Les lèvres de la plaie étant écartées, on va à la recherche du sac plus ou moins grand, reconnaissable à sa couleur grisâtre ; l'hémostase est pratiquée s'il y a lieu. On procède alors à la décortication du sac à la rugine en agissant avec douceur, de façon à ne pas léser l'unguis ou les cellules ethmoïdales, à l'aide d'une petite gouge à extrémité mousse on décolle le canal lacrymo-nasal membraneux. Le sac et le canal étant libérés, on les extirpe.

La cicatrisation de la plaie lacrymale se produit au bout de trois à cinq jours, et quelque temps après l'opération la ligne d'incision est presque imperceptible.

INDICATIONS DE L'EXTIRPATION DU SAC

Toutes les fois qu'il y aura ectasie du sac avec écoulement muqueux (mucocèle) ou muco-purulent (empyème chronique), le seul traitement rationnel est l'extirpation du sac, quand il y a épiphora simple sans rétention, sans pus à la pression exercée sur le sac, l'extirpation n'est pas encore indiquée, le larmoiement peut disparaître par l'antiseptie du sac lacrymal.

Si à un stade plus avancé de l'affection il existe une dacryocystite phlegmoneuse, il semble préférable de faire cesser d'abord les phénomènes inflammatoires par l'incision de la région présoculaire et l'application de quelques compresses humides, au bout de quelques jours le sac sera extirpé en opérant à froid.

———

Observations

OBSERVATION I (inédite)

Clinique de M. le Professeur Rollet

Dacryocystite bilatérale à pneumocoques. — Obstruction canaliculaire osseuse. — Effondrement basal du nez (nez en selle). — Stigmates multiples d'hérédo-syphilis (dents, oreilles...).

Roger Ch..., 12 ans. L'enfant est adressé, le 16 juillet 1922, à M. le Professeur Rollet, sur l'avis d'un médecin consulté, pour larmoiement des deux yeux.

Antécédents héréditaires : père âgé de 42 ans. Bonne constitution. Nie l'éthylisme et la spécificité, une blennorragie dans la jeunesse.

Mère décédée à la suite de couches. Mariée à 23 ans. Pas de fausses couches. A eu quatre enfants nés à terme, le premier, âgé actuellement de 14 ans, est en bonne santé. Le second, âgé de 12 ans, est notre petit malade. Le troisième est mort à trois mois, d'affection indéterminée. Le quatrième est mort trois heures après l'accouchement. La mère meurt trois jours après la naissance de ce dernier, d'infection purpurale.

A l'entrée, il s'agit d'un petit malade de 12 ans, ne paraissant pas assez développé pour son âge au point de vue statural. Le facies frappe par son aspect d'hérédo-syphilis. On note, en effet, un écrasement complet de la racine du nez (aspect typique du nez en selle) dû à l'effondrement des os propres du nez (*Fig. 1 et 2*).

Bombement assez accusé des bosses frontales (front olympien). L'examen de la bouche montre la voûte palatine déformée en ogive, sans perforation. Les dents présentent des dystrophies classiques, les canines sont petites (microdentisme de Fournier), de plus, les points d'implantation des dents sont dans un désordre complet. Quelques-unes s'implantent sur la face antérieure des gencives, d'autres sur la face postérieure ou empiètent les unes sur les autres (amorphisme dentaire de Fournier).

L'enfant entend mal ; cette légère surdité est probablement due à des altérations de l'oreille interne.

Le petit malade comprend avec lenteur les questions qu'on lui pose, sait à peine lire et écrire. En somme, degré appréciable d'arriération mentale.

L'examen médical est négatif, rien aux poumons ni au cœur, l'enfant mange bien, digère bien. Pas de dystrophies osseuses sur le reste du squelette. Pas d'hyperostoses.

Examen des yeux. — O. D. : Infiltration de toute la partie supérieure de la cornée descendant jusqu'au centre, due probablement à une poussée de kératite antérieure. Iritis chronique.

O. G. : Iritis chronique.

La pression des sacs fait refluer dans l'œil un liquide louche, glaireux, muco-purulent, en assez abondante quantité. Des deux côtés, les sacs sont légèrement tuméfiés.

L'examen microscopique de la sérosité montre de nombreux pneumocoques.

A l'examen radiographique, pratiqué par le docteur Malot, on note la disparition des os propres du nez. L'aplatissement du sinus frontal qui communique avec la cavité naso-orbitaire.

L'examen du nez est pratiqué par le docteur Rosnoblet :

Ozène. Effondrement de la cloison, large perforation mettant en communication les deux fosses nasales. Il s'agit là du reliquat d'une gomme ayant évolué antérieurement.

Le 20 juillet, extraction du sac lacrymal droit. Sac volumineux, 18 m/m × 10 m/m à parois minces friables. Contenu muco-purulent. Sac non adhérent. La gouttière lacrymale existe, mais un peu plus longue que normalement. Pas de canal nasal ; la curette bute dans un petit infundibulum osseux, sans communication avec le nez.

Le 27 juillet 1922, extraction du sac gauche. Gros sac ovalaire. Parois minces non adhérentes. La gouttière lacrymale profonde est bien marquée, toute trace de canal nasal osseux a disparu.

OBSERVATION II (inédite, résumée)

Clinique de M. le Professeur Rollet

Empyème du sac par rétention. — Stigmates d'hérédo-syphilis (dents, oreilles). — Effondrement de la base du nez. (Fig. 3.)

Jean J..., âgé de 13 ans, entré à la clinique le 7 janvier 1914.

L'enfant était très jeune quand il a perdu ses parents, ne les a pas connus. A eu la diphtérie ; trachéotomie.

A l'entrée : hérédo-spécifique. Effondrement de la base du nez (nez en selle, *fig. 3*). Dents d'Hutchinson. Surdité légère.

L'enfant se plaint de ce que ses yeux pleurent souvent et deviennent rouges.

OBSERVATION III (inédite, résumée)

Clinique de M. le Professeur Rollet

Kératite interstitielle. — Epiphora. — Nez en selle. — Stigmates d'hérédo-syphilis. — Malade suivie pendant seize ans (Fig. 4.)

Jeanne P..., 18 ans. Entrée à la clinique le 8 décembre 1906, pour une kératite interstitielle.

Erysipèle à l'âge de 10 ans. Surdité à sa suite.

Actuellement : rougeur de l'œil droit. Epiphora coexistant avec un effondrement de la base du nez.

Début de l'affection oculaire du côté droit, il y a un mois, par rougeur. Photophobie et larmoiement.

L'examen des yeux montre une conjonctive légèrement rouge. On note des lésions multiples et disséminées de la cornée ; celle-ci est mate, trouble, il existe un léger cercle périkératique ; l'iris n'est pas décoloré, les réflexes de la pupille sont conservés.

La malade est soignée dans le service pour son larmoiement et sa kératite. Pour corriger ses déformations nasales, M. le Professeur Rollet pratique une injection sous-cutanée esthétique de paraffine, sur le dos et à la base du nez.

Trois ans après, la malade revient dans le service ; elle présente à ce moment des lésions de kératite interstitielle au niveau des deux yeux, particulièrement à gauche.

Revue à diverses reprises en 1921, en octobre 1922.

OBSERVATION IV
(Chaillous)

Larmoiement bilatéral survenu après la naissance. — Obstruction osseuse lacrymo-nasale bilatérale. — Antécédents spécifiques.

Enfant de 8 mois, avec larmoiement bilatéral, conjonctives saines, pas de pus par la pression des deux sacs, mais le liquide injecté par le point lacrymal inférieur ressort par le supérieur.

Tout cathétérisme est absolument impossible, donc obstruction naso-lacrymale complète.

L'enfant montre un développement exagéré des os du crâne et une dilatation anormale des veines sous-cutanées de tout le cuir chevelu ; des placards rouges sur les fesses et les membres inférieurs, des cicatrices autour de la bouche et des narines, reliquats d'éruption à l'âge de deux mois.

La mère avait souffert à 18 ans d'une anémie intense avec maux de tête violents et perte de cheveux. L'enfant, venu presque à terme, nourri au sein par sa mère, ne pesait que 5 kgr. 500 au lieu de 7 à 8 kgr., poids normal d'un enfant de cet âge.

OBSERVATION V
(Antonelli et Bonnard)

Dacryocystite aiguë à droite. — Myopie congénitale. — Nez écrasé à la base. — Antécédents syphilitiques.

Fillette de 8 ans. A une sœur atteinte de kératite parenchymateuse en pleine évolution et un frère présentant des stigmates ophtalmoscopiques.

Symptômes d'hérédo-syphilis. Absence congénitale de quelques dents. Anomalie de dispositions des incisives supérieures, vaste séparation entre l'incisive centrale et latérale de chaque côté. Aspect de petite vieille. Sénilité précoce. Nez écrasé à la base ; rhinite chronique. Les os propres du nez sont à fleur de peau avec le bord libre et le tubercule très saillant à la pulpe du doigt.

(Stigmate facial signalé pour la première fois par Antonelli.)

Lésions oculaires. Dacryocystite aiguë à droite, probablement par infection secondaire et ostéo-périostite naso-lacrymale. Myopie congénitale.

OBSERVATION VI

Antonelli

Dacryocystite phlegmoneuse gauche congénitale. — Antécédents syphilitiques. — Exostose des os propres du nez.

Fillette de 11 ans, amenée le 4 octobre 1905, pour dacryocystite phlegmoneuse gauche, sur le point de s'abcéder. L'œil larmoyait depuis la première enfance, la tumeur développée peu à peu avait atteint le volume d'une grosse amande. Dès l'arrivée de la malade, son aspect rabougri, sa petite taille, facies presque sénile, deux superbes dents d'Hutchinson, sans parler d'une exostose du bord libre et de l'épine de l'os du nez à fleur de peau, firent reconnaître l'hérédo-syphilis.

Le père avoua, du reste, avoir contracté la syphilis avant le mariage ; la mère avait eu une fausse couche, ensuite un enfant mort à 13 mois, enfin la fillette.

A l'ophtalmoscope, stigmate de la région centrale de la rétine. Œil gauche : opacités légères périphériques de la cornée, troubles diffus du cristallin, état de microbens avec mydriase par atropine.

CES DEUX FIGURES SE RAPPORTENT A L'OBSERVATION I

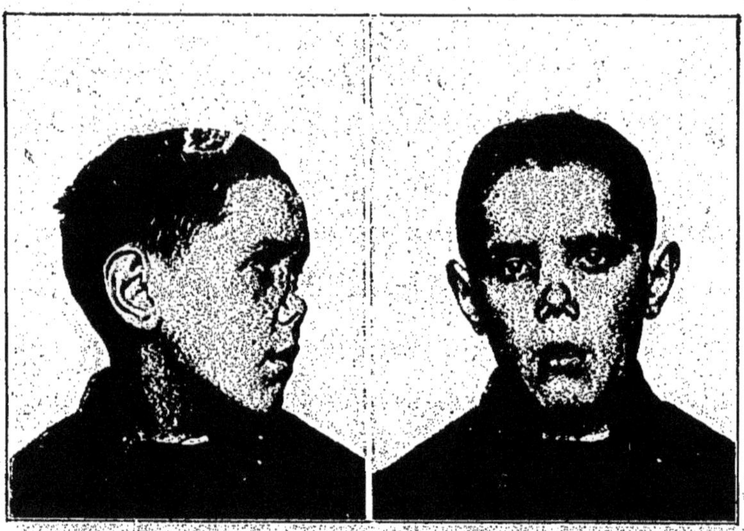

Déformations nasales hérédo-syphilitiques (nez en selle)

Double dacryocystite purulente.

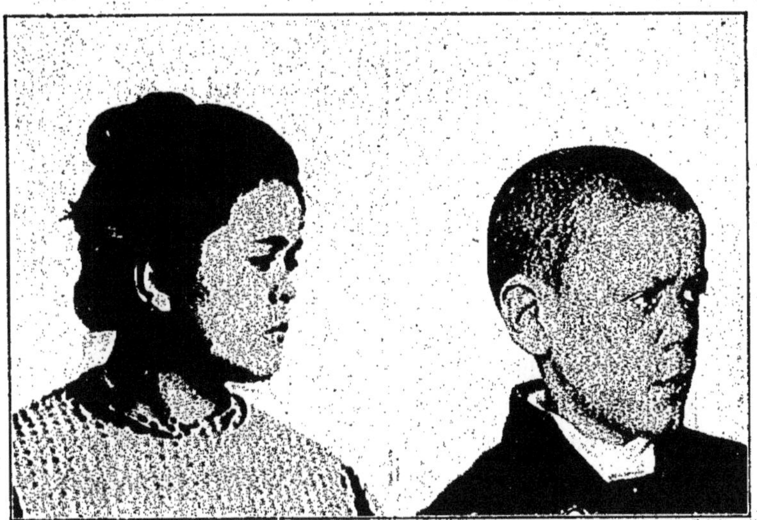

Fig. 3 (Observ. III)
Epiphora

Fig. 4 (Observ. II)
Empyème du sac

Déformations nasales hérédo-syphilitiques
(Effondrement de la base du nez)

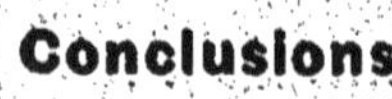

Conclusions

I. — Le canal lacrymo-nasal est constitué par l'unguis, le maxillaire supérieur et le canal inférieur.

Les os propres du nez et les apophyses montants des maxillaires supérieurs forment la charpente supérieure de la voûte nasale, soutenue également par sa clef de voûte, la cloison, pilier médian ostéo-cartilagineux.

II. — L'hérédo-syphilis détermine des ostéo-syphiloses nasales avec deux déformations principales consécutives : l'effondrement basal et l'effondrement médian. Nous montrons par les observations que nous avons recueillies à la Clinique de M. le Professeur Rollet, que seul l'effondrement basal s'accompagne de lésions de l'appareil d'excrétion des larmes.

III. — Dans l'effondrement basal, ce sont les os nasaux qui forment la base du nez ou le pilier supérieur de la voûte qui s'effondrent ou qui disparaissent par nécrose syphilitique parcellaire. Ultérieurement, la racine du nez s'affaisse, le nez s'écrase à sa racine et son segment inférieur se retrousse : c'est le nez en selle.

Dans l'effondrement médian, c'est la clef de voûte qui est détruite. La voûte est soutenue par la cloison, pilier médian ostéo-cartilagineux. La destruction du cartilage de la cloison déterminera une invagination du segment nasal inférieur dans le segment supérieur, mais la peau reste entière, elle se plisse, elle se déprime. C'est le nez aspiré (Ollier), le nez en lorgnette (Fournier).

IV. — Dans l'hérédo-syphilis, nous ne trouvons pas de syphiloses proprement dites de l'appareil lacrymal musculo-membraneux, pas de gommes ou de scléroses sacculaires, lésions tout à fait exceptionnelles du reste dans la syphilis acquise.

Nous constatons, lors d'hérédo-syphilis nasale, du larmoiement simple par périostose, par déformation, par suppression du canal osseux. Consécutivement à l'atrésie canaliculaire nasale, il y a rétention lacrymale, ectasie du sac, infection, d'où tumeur lacrymale par rétention, de cause inflammatoire et non de nature syphilitique.

V. — Les lésions nasales ne sont point dystrophiques, ce sont chez l'hérédo-syphilitique des lésions en activité qui s'accompagnent d'élimination de petits séquestres. Ce sont des lésions insidieuses évoluant à l'insu du sujet (observ. I). C'est une syphilis ostéo-cartilagineuse latente, ailleurs une syphilis éteinte.

VI. — On instituera le traitement antisyphilitique, mais dès qu'il y a suppuration lacrymale et surtout ectasie du sac, il y a lieu de pratiquer l'extirpation du sac lacrymal qui supprimera tout larmoiement infectieux et toute infection de la loge lacrymale.

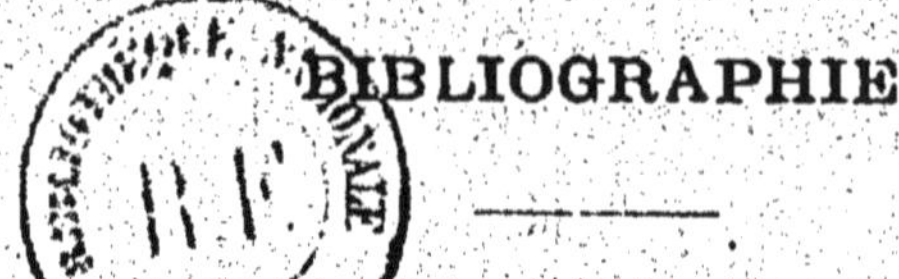

BIBLIOGRAPHIE

ANTONELLI. — Pathologie naso-lacrymale dans la syphilis héréditaire. — *Archives d'Ophtalmologie*, 1900.

AXENFED (Th.). — Traité d'Ophtalmologie. — Edition française, Paris, 1914.

CASSIMATIS. — Double dacryocystite purulente. — Quelques considérations sur son étiologie. — *Archives d'Ophtalmologie*, 1912.

DEWECKER et LANDOLT. — Traité complet d'Ophtalmologie, Paris, 1889, t. IV.

FERNET (Pierre). — Syphilis héréditaire tardive. — Paris, 1921.

FOURNIER (Alfred). — La syphilis héréditaire tardive, Paris, 1886.

FOURNIER (Edmond). — Recherche et diagnostic de l'hérédo-syphilis tardive, Paris, 1907.

FOURNIER (Edmond). — Syphilis héréditaire de l'enfance, Paris, 1921.

FRILLEY. — Syphilis mutilante et térébrante du nez. — *Thèse de Paris*, 1912.

GABRIELIDÈS. — De l'extirpation totale du sac lacrymal et du canal nasal membraneux. — *Thèse de Lyon*, 1921.

GAUCHER et GIROUX. — Hérédo-syphilis tertiaire. — *Annales des maladies vénériennes*, juin 1909.

GUICHARD. — Chancre du nez. — Synéchies de la cloison et du cornet inférieur, obstruction du canal nasal consécutive. — *Annales de Dermatologie*, 1908.

LAREBIÈRE. — Contribution à l'étude des altérations syphilitiques des voies lacrymales. — *Thèse de Paris*, 1880.

MENDEL. — Syphilis héréditaire des fosses nasales. — *Société Française de Dermatologie*, 1893.

PANAS. — Traité des affections de l'appareil lacrymal, Paris, 1877.

PANAS. — Leçons sur les affections de l'appareil lacrymal.

OLLIER. — Société de chirurgie de Paris, in Tillaux. — *Traité d'Anatomie topographique*, 1882, p. 245.

ROLLET. — Extirpation du sac lacrymal dans les dacryocystites. — *Lyon Médical*, juin 1896.

ROLLET. — Cure radicale des dacryocystites par extirpation du sac lacrymal. — Résultats éloignés. — *Revue générale d'Ophtalmologie*, janvier 1903.

ROLLET. — Technique opératoire de l'extirpation du sac. — *Revue générale d'Ophtalmologie*, p. 385, 1907.

SCHOUSBOË. — Des dacryocystites congénitales par obstruction canaliculaire osseuse. — *Thèse de Lyon*, 1920.

TERRIEN. — Syphilis de l'œil et de ses annexes, Paris, 1905.

TESTUT. — Traité d'anatomie humaine, t. III, 1911.

TESTUT et JACOB. — Anatomie topographique, t. I, 1914.

TABLE DES MATIÈRES

www.ingramcontent.com/pod-product-compliance
Ingram Content Group UK Ltd.
Pitfield, Milton Keynes, MK11 3LW, UK
UKHW021031180726
13838UKWH00004B/1722